DE LA GLYCOSURIE

DANS

LE CAS D'OBSTRUCTION TOTALE OU PARTIELLE

DE LA VEINE PORTE

(Glycosurie alimentaire de Cl. Bernard)

PAR

Léon COUTURIER,

Docteur en médecine de la Faculté de Paris,
Ex-interne des hôpitaux de Lyon.

PARIS

ADRIEN DELAHAYE, LIBRAIRE-ÉDITEUR

PLACE DE L'ÉCOLE-DE-MÉDECINE

1875

DE

LA GLYCOSURIE

DANS

LE CAS D'OBSTRUCTION TOTALE OU PARTIELLE

DE LA VEINE PORTE

(Glycosurie alimentaire de Cl. Bernard)

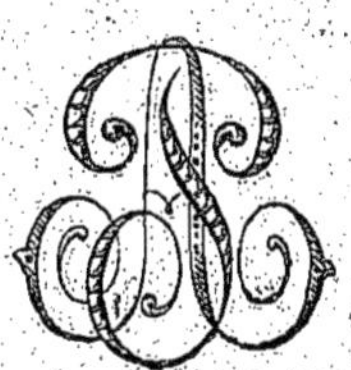

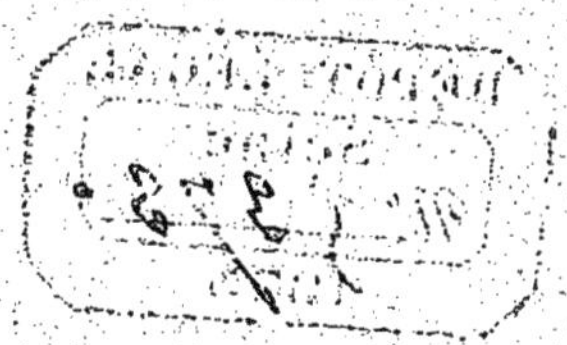

DE LA GLYCOSURIE

DANS

LE CAS D'OBSTRUCTION TOTALE OU PARTIELLE

DE LA VEINE PORTE

(Glycosurie alimentaire de Cl. Bernard)

PAR

Léon COUTURIER,

Docteur en médecine de la Faculté de Paris,
Ex-interne des hôpitaux de Lyon.

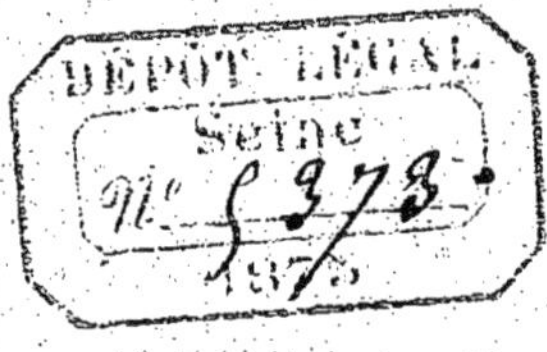

PARIS
ADRIEN DELAHAYE, LIBRAIRE-ÉDITEUR
PLACE DE L'ÉCOLE-DE-MÉDECINE
—
1875

DE

LA GLYCOSURIE

DANS LE

CAS D'OBSTRUCTION TOTALE OU PARTIELLE

DE LA VEINE PORTE

(Glycosurie alimentaire de Cl. Bernard).

AVANT-PROPOS.

Dans son cours de 1873 au collége de France, Cl. Bernard insiste sur une glycosurie spéciale, qu'il produit en pratiquant sur des animaux vivants la ligature de la veine porte, et en les soumettant alors à une alimentation sucrée ou amylacée. Mon ami, M. le Dr Colrat, médecin des hôpitaux de Lyon, remarqua le premier que cette glycosurie devait probablement exister dans certains cas cliniques. En effet, les malades atteints de cirrhose du foie, de pyléphlébite ou de toute autre affection dans laquelle la veine porte est plus ou moins oblitérée, présentaient exactement les conditions de l'expérience de Cl. Bernard, et l'occasion s'offrait de vérifier pour ainsi dire expérimen-

talement au lit du malade une donnée physiologique.
Le premier fait observé vint confirmer ces prévisions;
par la suite, nous pûmes ensemble examiner avec soin
d'autres cas qui nous parurent concluants. M. Colrat
fit paraître dans le *Lyon médical* (n° 15, 1875), une
note qui résumait ces recherches. Nous avons essayé
dans notre thèse inaugurale d'en faire une étude plus
complète, convaincu que nos observations établis-
saient avec certitude chez l'homme cette variété de
glycosurie que Cl. Bernard appelle glycosurie alimentaire. Qu'il nous soit permis de remercier ici
M. Colrat pour la complaisance avec laquelle il a bien
voulu nous céder les matériaux d'un sujet dont l'idée
première lui appartient entièrement.

Dans une première partie, nous avons cru devoir
exposer les travaux physiologiques qui intéressent
notre sujet ; la seconde partie sera consacrée à l'étude
des faits cliniques.

PREMIÈRE PARTIE

Lorsqu'on étudie l'histoire de la glycogénie hépatique, on est frappé de la multiplicité des expérimen-
tateurs étrangers et surtout allemands qui ont cru
devoir vérifier les belles et claires expériences de Cl.
Bernard ; et, qu'il nous soit permis de le dire en pas-
sant, c'est principalement à tous ces travaux contra-
dictoires d'outre-Rhin qu'il faut attribuer les quelques
obscurités qui passent pour régner encore dans cette
partie de la physiologie. Le point qui va nous occuper

a eu cependant cette bonne fortune d'être non-seulement indiscuté, mais, ainsi que nous le verrons, confirmé par les expériences des Allemands. Nous avons cru que nous ne pouvions mieux faire qu'en empruntant au cours même de l'illustre professeur du collége de France l'exposé de la question (1).

« Lorsqu'on examine le sang au-delà du foie, dans la veine cave inférieure, dans le cœur. dans les artères, on y trouve toujours une proportion à peu près égale de sucre (glycose), quel que soit le genre d'alimentation. Quand on examine le sang de la veine porte avant le foie, on y trouve au contraire une proportion de sucre variable selon l'alimentation. Le foie est donc un organe qui équilibre les proportions de sucre versées dans le sang. Nous pouvons prouver ce rôle remarquable du foie de plusieurs manières. Si par exemple nous injectons dans la veine jugulaire d'un chien 10 grammes de glycose ordinaire dissous dans 30 grammes d'eau tiède, nous voyons que la proportion des matières sucrées devient trop forte dans le sang, et que cette substance déborde et passe dans l'urine, ainsi que cela a lieu chez un diabétique. Mais si, au lieu d'injecter la solution par la veine jugulaire nous faisons avec les précautions convenables l'injection par la branche rectale de la veine porte, nous constatons que le sucre ne passerait plus dans les urines, lors même qu'on augmenterait la dose. Le foie a donc agi dans ce cas comme une sorte de barrière qui a retenu le sucre et l'a empêché de se montrer en aussi forte proportion dans le torrent circulatoire.

(1) Claude Bernard, Revue des cours scientifiques, 10 mai 1873, no 45, page 1066.

Le foie agit bien comme organe spécial pour retenir le sucre, et ce n'est pas le sang de la veine porte
qui détruit le sucre en plus forte proportion. Pour le
prouver, j'ai imaginé une autre expérience qui con-
siste à soumettre à une alimentation féculente ou
sucrée des chiens auxquels j'avais préalablement oblitéré la veine porte à l'entrée du foie, de façon que le
sucre ne pût plus traverser cet organe en sortant de
l'intestin, mais qu'il fût obligé de passer, pour ainsi
dire, directement dans la circulation générale, par
des anastomoses collatérales. Sur trois chiens, j'ai
opéré avec succès l'oblitération lente de la veine porte
à l'entrée du foie, à l'aide d'une petite ligature passée
autour du vaisseau. Quelques jours après l'opération,
un de ces chiens, exclusivement nourri avec des pom-
mes de terre qu'il avait mangées avec voracité, présentait une quantité notable de glycose dans l'urine,
qui avait d'ailleurs acquis la réaction alcaline, comme
cela a lieu en pareil cas.

Sur d'autres chiens à veine porte oblitérée, nous
avons introduit une forte proportion de sucre de
canne dans le canal intestinal à l'aide d'une sonde, et
nous avons retrouvé dans l'urine, au bout d'une heure
ou deux, une grande proportion de sucre réduisant le
réactif cupro-potassique, et déviant à gauche le plan
de polarisation. Ce qui prouve bien que, dans ce cas,
c'était le sucre interverti dans l'intestin qui s'était éli-
miné par les urines. » — Ici, Cl. Bernard rapporte les
expériences comparatives qu'il a faites sur des chiens
à l'état normal ; il voit que l'ingestion en masse d'une
forte proportion de sucre détermine aussi chez le chien
normal une glycosurie manifeste ; ce n'est qu'en em-

ployant de petites doses, que le passage du sucre dans l'urine est constaté seulement chez les chiens dont la veine porte a été liée. Du reste, cette facilité du sucre à passer chez le chien dans la circulation générale s'explique par les conditions particulières de la circulation porte de cet animal.

Cl. Bernard montre que chez le lapin la glycosurie ne se produit pas après l'ingestion des mêmes proportions de sucre, qui améneraient chez le chien une glycémie en excès et par suite le passage du sucre dans l'urine.

Disons dès maintenant que chez l'homme il paraît en être ainsi : nous verrons, en effet, par nos observations que l'homme sain peut ingérer de grandes quantités de sucre sans que l'analyse démontre la moindre trace de glycosurie.

« Mais, ajoute Cl. Bernard, tous ces mécanismes divers si intéressants ne modifient pas nos conclusions générales.

La matière sucrée sortant de l'intestin est en partie retenue dans le foie sous forme de matière glycogène. Nous reviendrons sur cette sorte de métamorphose régressive, parce que c'est là un des phénomènes les plus intéressants pour la physiologie générale, en ce sens qu'il rapproche la nutrition chez les animaux de la nutrition chez les végétaux. Il explique pourquoi on trouve toujours chez les animaux nourris avec des féculents une plus grande proportion de glycogène que chez les animaux nourris exclusivement avec de la viande.

En résumé, le foie est un organe d'une importance capitale dans la question de la glycémie qui nous occupe. Il empêche ou modère l'entrée du sucre alimentaire dans le sang, de manière que la proportion de cette substance reste à peu près constante dans le sang artériel nourricier qui se distribue directement aux tissus. Ainsi se trouve expliquée la fixité quantitative de sucre dans le sang artériel, malgré la diversité de l'alimentation. »

Plus loin (1), Cl. Bernard revient et insiste sur ces faits : Il répète son expérience de la ligature de la veine porte sur une jeune chienne, constate encore le passage du sucre dans l'urine, et ajoute que « chez le même animal avant la ligature, la même alimentation n'avait pas déterminé d'une manière sensible l'excrétion du sucre.»

Au risque de paraître faire des emprunts excessifs au cours de l'illustre professeur du Collége de France, nous avons cru devoir citer les paroles suivantes qui se rattachent intimement à notre sujet.

« L'expérience de la ligature de la veine porte que nous avons pratiquée sur les animaux vivants se trouve réalisée naturellement dans quelques circonstances. L'obstruction de la veine porte n'est pas un phénomène sans précédent chez l'homme. M. Andral a signalé le cas d'un diabétique chez lequel il a trouvé à l'autopsie une oblitération de la veine porte.»

Enfin, après quelques détails sur l'état des chiens en expérience, sur une ascite survenue chez l'un d'eux, après avoir décrit les anastomoses veineuses et la circulation collatérale produite par l'arrêt de la circu-

(1) Claude Bernard, Revue des cours scientifiques, n° 49, page 1159.

lation porte, Cl. Bernard termine en disant : « Quoiqu'il en soit, il est claire que la glycosurie créée par tous les moyens cités plus haut n'est que passag re ; sa durée est réglée par la durée du régime sucré ou féculent auquel l'animal est soumis; de là, le nom de glycosurie alimentaire que nous lui avons imposé. »

La première partie des expériences de Cl. Bernard, celle qui établit la différence des résultats obtenus par des injections sucrées dans la veine porte ou dans le système veineux général, a été répétée avec soin par le Dr Erwin Schopffer (1). Sur sept lapins, il a injecté dans la veine crurale une quantité donnée de solution sucrée et analysé les urines recueillies trois heures après l'injection. Le même animal, complètement remis, servait quelques jours après à la seconde partie de l'expérience : la même quantité de sucre était injectée dans une branche de la veine mésentérique d'un calibre égal à celui de la veine crurale.

Ces expériences dirigées avec un luxe de précautions complaisamment décrites par l'auteur confirmèrent entièrement les résultats obtenus par Cl. Bernard. L'injection de 1 gr.,5 de sucre dans la veine crurale amena chaque fois le passage dans l'urine de 1 gr. de sucre environ. L'urine recueillie après les injections faites dans la veine porte ne présentait dans la plupart des cas aucune trace de glycose : deux fois on en trouva une proportion presque négligeable, et l'auteur a soin d'indiquer que dans ces cas « les injections avaient été faites avec trop de rapidité,

____

(1) Beitrage zur Keuntniss der Glykogenbildung in der Leber. Von Dr Erwin-Schöpffer. Archiv. fur experimentelle pathologie und pharmacologie, 1873

de telle sorte que le foie n'avait pu retenir tout le sucre apporté à la fois : une petite portion avait alors passé dans la circulation générale et de là dans l'urine. »

Il conclut en disant que : « sans aucun doute le sucre est retenu dans le système porte : l'opinion contraire de Kuhne est erronée, et la vérité est du côté de Tcherinow qui a constaté une formation abondante de glycogène dans le foie chez les animaux qu'il avait soumis à une alimentation sucrée. »

Nous ne mentionnons que pour mémoire d'autres expériences instituées par Schoppfer dans le but de contrôler les résultats annoncés par Eicchorst (1) : cet expérimentateur avait produit de la glycosurie chez des chiens, en leur injectant du sucre dans le rectum : il avait pensé que, grâce aux veines hémorrhoïdales moyennes, le sucre ainsi injecté devait passer directement dans la circulation générale, et se retrouver par conséquent dans l'urine : ces expériences se seraient donc rattachées à notre sujet. Mais, outre que Schopffer en les répétant est arrivé à un résultat négatif, il est facile de voir que ces recherches ont quelque chose d'obscur et de subtil pour ainsi dire, et qu'elles reposent sur un point peu précis et variable d'anatomie.

Enfin W. L. Lehmann (2), en répétant des expériences de Salkowski destinées à démontrer l'efficacité de l'arsenic contre la mellliturie, a trouvé que le

---

(1) Eicchorst : (Pfluger's Archiv. Jahrg., 4)
(2) Société pour l'avancement des sciences naturelles d'Amsterdam, séance du 3 décembre 1873.

foie des lapins empoisonnés par l'acide arsénieux ne
contient pas de glycogène, et a pu dans le cours de ses
recherches vérifier les faits qui nous intéressent :
Voici sa cinquième conclusion : « Comme MM. Bernard et Schopffer, nous avons constaté que la glycose
injectée dans la veine porte est retenue par le foie.
C'est le tissu même du foie qui possède cette pro-
priété. »

Voilà donc bien établi ce rôle du foie d'emmaga-
siner, pour ainsi dire, le sucre alimentaire. C'est bien
grâce au foie, que la quantité de sucre contenue dans
le sang reste habituellement dans des limites moyennes
qui ne peuvent être dépassées sans qu'il y ait glycosurie. Cette question de la glycémie normale touche
de trop près à notre sujet pour que nous n'ayons pas
essayé de l'exposer sommairement. Il n'est pas sans
intérêt pour nous de savoir quelle est dans le sang la
dose normale de sucre, et de quelle quantité cette dose
doit être augmentée pour que le philtre rénal laisse
échapper la glycose en excès. D'après les recherches
de Cl. Bernard, le sang des artères contiendrait de
1 gr.,20 à 1 gr.,40 de sucre pour 1000 : le sang des
veines 0,75 excepté celui des veines caves, où le sucre
est aussi abondant que dans les artères. D'un autre
côté (1), sur un chien curarisé, Cl. Bernard a vu qu'il
ne s'est pas produit de glycosurie à un moment où le
sang de l'animal contenait 2 gr.,24 pour 1000 de sucre.
On ne constata le passage du glycose dans l'urine que
dans l'instant où la proportion s'en éleva dans le sang

____

(1) Cl. Bernard, Revue des cours scientifiques, 12 juillet 1873,
n° 2, p. 39.

à 2 gr.,50. La limite extrême de sucre que le sang puisse tolérer et garder est donc comprise entre 2 gr.,24 et 2 gr.,60. Lehmann, Funcke (1), von Becker (2) ont essayé aussi de déterminer cette limite, en faisant sur des animaux des injections graduées de solutions sucrées dans les jugulaires. Les résultats de Lehmann et Uhle présentent une différence notable : d'après eux, il faudrait que le sang contînt 0,6 pour 100 de sucre, pour que la glycosurie fût appréciable. Mais, lors même que les dosages ne s'accordent pas exactement, il n'en est pas moins établi que le passage d'une faible proportion de sucre dans la circulation générale détruit l'équilibre de la glycémie physiologique et produit de la glycosurie.

Enfin, nous avons pensé qu'il était utile de répondre dès maintenant à une objection possible. Y a-t-il une glycosurie physiologique ? Dans les cas où l'analyse ne décèle dans des urines que des traces de sucre, doit-on se demander si l'on n'a pas affaire à la petite proportion de glycose qui existerait toujours dans l'urine normale ? Les recherches de Brücke, de Vienne (3), de J. Seegen (4), répondent à cette question par l'affirmative ; la plupart des physiologistes, et parmi eux Cl. Bernard, prétendent au contraire, que l'urine normale ne contient pas de sucre appréciable.

(1) Funcke, Lehrbuch der Physiologie, Leipzig, 1863.

(2) Von Becker (ueber das Verhalten des Zuckers beim thierischen Stoffwechsel) Zeitschrift für Wissench., Zoologie, 1854.

(3) Brücke, de Vienne (ueber das Vorkommen von Zucker in urin gesunder Menschen) 1858.

(4) J. Secgen (Zur Frage uber den Zuchergerhalt des normals Harn) 1872.

Quoi qu'il en soit, on verra que nous avons essayé de nous prémunir contre cette cause d'erreur en multipliant les analyses comparatives.

SECONDE PARTIE

Si on jette un coup d œil sur la pathologie, on voit que, dans plusieurs cas, les conditions des expériences qui viennent d'être exposées peuvent être réalisées chez l'homme. La veine porte peut, en effet, être plus ou moins oblitérée dans la pyléphlébite, dans la cirrhose du foie, ou bien par compression, dans les tumeurs de la face inférieure du foie, par exemple. Ces différentes affections ont alors un point commun : c'est le développement d'une circulation collatérale qui verse directement dans la circulation générale le sang alimentaire du système de la veine porte, sans que ce sang ait subi les modifications que lui fait éprouver à l'état normal son passage à travers le foie. Il était naturel de penser qu'après l'ingestion de matières féculentes ou sucrées, la glycosurie alimentaire, obtenue artificiellement par Cl. Bernard, devait se produire chez les malades dont la veine porte était ainsi plus ou moins oblitérée. C'est cette glycosurie que nous avons recherchée dans la cirrhose avancée du foie avec ascite et circulation collatérale très-développée. En pareil cas, il est vrai que la veine porte est obstruée seulement dans une partie de ses ramifications à travers le foie : mais quoiqu'une injection poussée par cette veine puisse quelquefois passer dans les veines hépatiques, Frerichs (1) a vu que la communication se faisait principalement par des capillaires nouveaux, qui se développent partout où le tissu conjonctif a remplacé le tissu normal du foie : ces voies nouvelles (dont néanmoins le nombre est restreint et insuffisant eu égard à la quantité de sang charrié par la veine-porte) ne représentent donc ni anatomiquement, ni physiologiquement les capillaires du système porte. Ne peut-on pas à la rigueur les classer parmi les anastomoses qui reçoivent le sang provenant des intestins tout chargé des produits de la digestion et le versent ainsi dans la circulation générale? Du reste, l'observation d'un cas de calculs multiples intra-hépatiques montrera plus loin qu'une gêne de la circulation du foie suffit pour amener le passage dans l'urine d'une petite proportion du sucre de la digestion.

Nous n'avons à présenter que trois observations de cirrhose du foie dans lesquelles la glycosurie alimentaire a été constatée : Néanmoins, elles nous ont paru suffisamment concluantes, parce que ce sont les trois premiers cirrhotiques qui ont été observés à ce point de vue, et que chaque fois le résultat a été pleinement confirmatif.

Deux de ces malades ont été observés par nous-même en même temps que par M. Colrat. Voici comment nous avons en quelque sorte expérimenté : Les analyses ont toujours été faites sur les urines recueillies d'une part, pendant que les malades étaient à jeun, d'autre part, sur celles qui avaient été excrétées pendant une période digestive. Pour se procurer sépa-

(1) Frerichs. Traité pratique des maladies du foie et des voies biliaires.

rément ces deux variétés d'urines, on avait soin de faire
uriner les malades le soir et le plus de temps possible
après leur dernier repas. Pendant la nuit et le matin,
alors qu'ils restaient à jeun, les malades urinaient
dans un récipient approprié. On recueillait à part les
urines qu'on pouvait obtenir dans les trois heures qui
suivaient le repas ou l'ingestion de matières sucrées:
ces dernières seules ont toujours contenu une quantité
plus ou moins grande de glycose. Toutes ces urines
étaient traitées de la même manière, c'est-à-dire filtrées
sur du charbon bien lavé jusqu'à complète décoloration,
puis soumises aux différents réactifs usités (réactifs de
Barreswill, de Moore, de Bottger, de Luton, etc.).

Mais, pour nous conformer aux recommandations
de Cl. Bernard, nous avons cherché si par hasard
cette glycosurie ne se produirait pas également chez
un sujet sain placé dans les mêmes conditions.

Nous nous sommes soumis, M. Colrat et moi, à la
même alimentation que nos malades, et nous avons
recueilli nos urines aux mêmes moments. L'analyse
donna un résultat negatif. Alors nous avons essayé de
prendre du sucre dans des proportions dépassant de
beaucoup celles qui rendaient nos malades glycosu-
riques. Soit que dans nos repas nous ayions mangé
une quantité considérable de féculents (500 grammes
de pain par exemple), soit que nous ayions ingéré des
raisins ou des potions sirupeuses, mais en triplant et
en quadruplant la dose qui était donnée en même
temps à nos malades, nous n'avons jamais constaté
dans nos urines la présence du glycose : 100 grammes
de pain ou de raisins, 30 grammes de sirop d'asperge
ont toujours suffi, au contraire, pour produire chez

Couturier.　　　　　　　　　　　　　　　　　2

les cirrhotiques observés une glycosurie manifeste.

Si on rapproche ces faits des expériences comparatives que Cl. Bernard a faites sur des chiens normaux
et sur d'autres qui avaient la veine porte oblitérée, il
semble que sur l'homme sain la circulation porte s'em-
pare d'une façon plus complète que chez le chien de
tout le sucre de la digestion, et n'en laisse pas déborder
dans la circulation générale. Peut-être doit-on attribuer cette différence aux conditions particulières de la
circulation porte qui, chez le chien, « reste parfois en
quelque sorte stationnaire et se fait par des anastomoses » plus nombreuses et plus développées norma-
lement que chez l'homme.

Mais, s'il est d'autres rapprochements à faire entre
nos faits cliniques et les données de la physiologie,
ils trouveront mieux leur place après la lecture de nos
observations.

OBS. I. — L... 56 ans, cultivateur, salle St-Charles,
107 (Hôtel-Dieu de Lyon). Service de M. le Dr R. Tripier.

Depuis cinq mois, ce malade éprouve de l'inappétence, de la constipation : depuis deux mois, son
ventre est devenu volumineux. Il entre à l'hôpital le
10 janvier 74. On constate de l'ascite et une dilatation
considérable des veines abdominales; jamais d'ictère.
Troubles dyspeptiques, sensation de pesanteur après
les repas, constipation. Urines rares, et ne contenant
point d'albumine. A trois reprises différentes, les
urines recueillies deux heures après le repas composé
en partie de matières féculentes, ont été analysées
avec soin par M. le Dr Drivon. Chaque fois la liqueur
de Barreswill y a décelé la présence manifeste d'une

quantité notable de sucre. On n'a pu obtenir de ce malade qu'il se tînt absolument à jeun pendant la nuit : il était soumis à la diète lactée et buvait constamment et même la nuit du lait sucré. Les urines recueillies le matin montrèrent à l'examen une certaine proportion de glycose. La maladie reste stationnaire : troubles digestifs toujours accusés, amaigrissement. La matité du foie semble dminuée. C'est dans cet état que le malade quitte l'hôpital le 8 février. »

Nota. — Il est regrettable à cause du brusque départ du malade qu'on n'ait pas pu étudier plus longtemps la glycosurie évidente qu'il présentait. Cette observation, tout incomplète qu'elle est, n'en est pas moins probante. Tous ceux qui ont vu ce malade n'ont jamais douté qu'il ne fût atteint de cirrhose du foie. Il n'avait d'ailleurs aucun des symptômes du diabète.

Obs. II. X... employé de bureau, âgé de 52 ans, entré le 5 août 1874, à la salle Saint-Charles, n° 92 (Hôtel-Dieu de Lyon). Cet homme, d'une taille au-dessous de la moyenne, paraît avoir une faible constitution. Il dit s'être toujours bien porté, sauf dans son enfance où il aurait eu des glandes indurées et des croûtes dans les cheveux.

La maladie qui l'amène a débuté insensiblement, il y a trois mois, par un sentiment de pesanteur après la digestion, et par des alternatives de diarrhée et de constipation. Quelque temps après ces premiers symptômes est survenu le ballonnement du ventre, et le malade, voyant que son état empirait, se décide à entrer à l'Hôtel-Dieu.

La digestion est toujours difficile, l'appétit est un peu diminué. Après les repas, le malade a conservé cette douleur épigastrique qui est plus forte après l'ingestion d'aliments féculents ; des rapports acides surviennent après les repas, et, la constipation est habituelle. Le ventre est ballonné, la palpation n'en est pas douloureuse : par l'examen on ne constate aucune tumeur dans la région épigastrique. La percussion donne partout de la sonorité même dans les parties les plus déclives de l'abdomen ; la matité hépatique a disparu ; la rate ne présente rien de particulier et ne déborde pas les fausses côtes. Le malade dit avoir de l'œdème des membres inférieurs le soir. Les fonctions respiratoires et circulatoires sont tout à fait normales. Le malade ne présente pas la moindre teinte ictériques. Urine normale.

16 août. Le ballonnement du ventre augmente à la percussion, on trouve de la matité dans les deux hypocondres ; On a la sensation manifeste de flot. Les veines abdominales superficielles se développent.

4 septembre. On fait pour la première fois l'examen de l'urine pour la recherche du sucre. L'analyse dénote l'absence de glycose dans l'urine de la nuit : celle qui a été recueillie pendant la digestion donne, au contraire, un précipité abondant (Liqueur de Barreswill, réactif de Bottger, filtrage sur le charbon).

Le 10. L'ascite a considérablement augmenté. On retire 8 litres de sérosité par la ponction. L'état général du malade se maintient.

Le 22. Même état. L'ascite se reproduit, les veines abdominales sont très-développées ; diarrhée depuis deux jours. Nouvel examen des urines. Glycose dans celles qui ont été recueillies après un repas où le malade avait mangé des féculents (riz, pain).

10 octobre. Deuxième ponction : 10 litres de liquide citrin.

Le 15. On renouvelle l'examen de l'urine. Pas d'albumine. Sucre dans les urines recueillies pendant la période digestive. (Même procédé, mêmes réactifs.)

Le 25. Le malade a pris outre sa soupe, 30 grammes de sirop d'asperge. Constatation de la glycosurie.

5 novembre. Nouvel examen des urines. Essai de dosage : résultat quantitatif douteux. Mais la présence du glucose est manifeste ; les urines de la nuit n'en contiennent pas de trace (Réactifs de Barreswill, de Moore, de Bottger, de Luton).

Le 6. Nouveau dosage avec une liqueur de Barreswill titrée. Le malade a mangé deux raisins, et les urines recueillies deux heures après ont donné à l'analyse de 5 à 6 grammes de sucre pour 1000.

Le 10. Le malade ingère 150 grammes de raisin environ. Le dosage du sucre dans les urines donne à peu près les mêmes résultats.

Le 12. Nouvelle ponction. Les fonctions digestives sont altérées ; appétit presque nul. Diète lactée.

Le 15. Nouvelle ponction. Le malade maigrit de plus en plus. Alternatives de diarrhée et de constipation.

30 décembre. L'ascite s'est reproduit. Œdème des membres inférieurs, râles muqueux aux deux bases, oppression, inappétence.

3 janvier. Nouvelle ponction. 10 litres.

Le 8. A partir de la ponction, le malade dépérit de

plus en plus. Inappétence complète, langue sèche. Collapsus, léger coma ; pli cachectique. La malade ne présente pas trace d'ictère. Il meurt dans la nuit du 8 au 9 janvier.

Autopsie le 10 janvier à 18 heures du matin. Le foie est petit, ratatiné et granuleux. Son poids est de 725 grammes. Le lobe gauche a presque complètement disparu. Les intestins ne présentent rien de particulier. Les veines abdominales sont très-dilatées dans les poumons, pneumonie hypostatique. Rien de particulier au cœur ou dans les centres nerveux.

Obs. III. B... âgé de 45 ans, cultivateur, entre à l'Hôtel-Dieu de Lyon le 10 mai 1874, salle Saint-Charles n° 5, service de M. le Dr Gignoux. Cet homme s'est toujours bien porté : il a eu la syphilis à l'âge de 20 ans, mais il n'a présenté aucune manifestation depuis quinze ans. Les antécédents héréditaires ne dénotent rien de particulier. Il avoue des habitudes alcooliques. Il a ressenti les premiers symptômes de son affection, il y a 4 mois environ. La maladie a débuté par des troubles digestifs, de l'inappétence : bientôt apparurent quelques vomissements alimentaires après les repas, puis des selles fréquentes, souvent glaireuses et sanguinolentes. Le malade maigrit assez rapidement et s'aperçut que son ventre grossissait : Jamais il n'a souffert particulièrement dans la région de l'hypocondre droit ; il a seulement éprouvé quelques douleurs vagues et mal limitées dans l'abdomen. Il n'a jamais eu d'ictère.

A son entrée à l'hôpital, le malade présente un

amaigrissement notable ; le visage, les membres supérieurs contrastent par leur maigreur avec le développement de l'abdomen : le ventre est ballonné ; la percussion ne fait découvrir aucune tumeur à la région épigastrique ; mais la matité dans les points déclives et la sensation évidente de flot dénotent de l'ascite. La matité du foie paraît normale : les veines abdominales sont développées, mais d'une façon modérée. On ne constate aucune trace d'ictère, et l'acide nitrique ne détermine pas la moindre coloration verte dans les urines. Celles-ci sont rares, foncées et ne contiennent pas d'albumine. La rate dépasse légèrement le rebord des fausses côtes. Inappétence, selles toujours fréquentes et glaireuses. Pendant quelques semaines, la maladie reste ainsi stationnaire. Le malade se plaint d'hémorrhoïdes qui deviennent de plus en plus apparentes, en même temps que l'on voit se développer davantage les veines abdominales.

27 juin. L'œdème augmente, gagne les bourses et la verge : la partie supérieure du corps reste complètement indemne. L'ascite fait des progrès, et la respiration devient gênée.

19 juillet. On pratique une ponction à gauche. Hémorrhagie produite par la lésion d'un vaisseau abdominal anormalement dilaté. A la suite de cette ponction, l'œdème diminue, puis disparaît. Pendant trois mois, le malade va beaucoup mieux. Devant cette marche rétrograde de l'affection, M. le Dr Gignoux se demande s'il y a lieu de maintenir le diagnostic porté de cirrhose du foie. Pourtant l'attention est attirée par le développement des hémorrhoïdes dont se plaint le malade : le ténesme qu'elles occasionnent

est excessif. La dilatation des veines abdominales n'augmente pas.

15 octobre. Premier examen des urines recueillies deux heures après un repas où le malade avait mangé 80 à 100 grammes de pain. Ces urines sont filtrées sur le charbon, et soumises au réactif de Barreswill qui y fait reconnaître une quantité notable de glucose. La même analyse donne un résultat négatif sur les urines recueillies pendant que le malade était à jeun.

Le 20. Nouvelle analyse des urines avec les réactifs de Barreswill, de Moore et de Bottger. Confirmation des premières recherches. Les urines de la nuit ne contiennent pas de sucre. Celles de la digestion sont sucrées.

Le 22. Examen des urines recueillies après l'ingestion de 150 grammes de raisins environ. Précipité abondant par la liqueur de Barreswill, confirmation par la potasse, le nitrate d'argent ammoniacal. Rien dans les urines de la nuit.

Le 25. Le malade n'a mangé à son repas que quelques bouchée de pain (50 grammes ?) et un raisin.

L'analyse des urines recueillies pendant la période digestive démontre une glycosurie manifeste. (Même procédé, mêmes réactifs.)

Le 28. Mêmes résultats.

5 novembre. Essai de dosage des urines avec une liqueur titrée. On trouve du sucre, mais l'analyse quantitative donne des résultats douteux.

Le 6. Nouveau dosage du sucre des urines recueillies à la suite d'un repas où le malade a mangé très-peu : il avait refusé de prendre du raisin. On trouve 6 à 7 grammes de sucre pour 1000.

Le 10. Dosage. 10 grammes de glycose pour 1000. Pas de traces dans les urines de la nuit.

Vers la fin de novembre, la glycosurie est encore constatée une fois; mais le malade ne se prête plus docilement à ces recherches.

Retour des accidents. Œdème. Ascite.

5 décembre. Nouvelle ponction à droite. L'œdème va en augmentant, l'ascite se reproduit rapidement.

Appétit nul. Amaigrissement. Hémorrhoïdes volumineuses. Urines rares.

Deux ponctions sont encore pratiquées à la fin de décembre. Cachexie, délire, mort.

A l'autopsie, on constate les indices d'une circulation collatérale plus développée qu'elle n'avait paru pendant la vie : les veines abdominales et surtout les hémorrhoïdales sont très-dilatées. Le foie est volumineux et pèse 1,250 grammes : ses dimensions sont : longueur sur la face convexe, 32 cent. ; sur la face concave, 28 c. Hauteur au niveau des ligaments falciformes, 21 c. Il est granuleux, et présente à l'examen microscopique les altérations manifestes de la cirrhose. La rate est très-volumineuse et pèse 780 grammes. Les reins sont normaux. *Poumons œdématiés.*

Obs. IV. D... tisseur, âgé de 40 ans, entré le 19 septembre à l'Hôtel-Dieu de Lyon dans la salle Saint-Charles, n° 108, service de M. le Dr Tripier.

Ce malade a eu des coliques hépatiques il y a 5 ans ; elles étaient accompagnées d'un ictère intense. Trois ans après, nouvelles coliques hépatiques avec ictère. Séjour de cinq mois à l'Hôtel-Dieu, d'où il sort en juin 1871. La guérison se maintient jusqu'au mois d'août 1874. A cette époque douleurs abdominales, troubles digestifs, nouvel ictère, un peu d'anasarque. Huit jours avant son entrée à l'hôpital, hémorrhagie intestinale considérable pendant deux jours. Il faut noter dans les antécédents une fièvre intermittente qu'il aurait eue en Crimée.

A son entrée à l'Hôtel-Dieu, le 19 septembre 1874, le malade présente les signes d'une anémie profonde : ictère très-prononcé, anasarque considérable, un peu d'ascite, tympanisme. Le ventre n'est pas douloureux, même à une pression assez forte ; la palpation n'y fait découvrir aucune tumeur; mais la rate est volumineuse. La matité du foie remonte jusqu'à la quatrième côte. Les veines abdominales sont peu ou pas développées. Rien dans les poumons, ni dans la plèvre. Le cœur est remonté par l'ascite. La pointe bat dans le troisième espace intercostal en dedans du mamelon. Bruit de souffle systolique à la base. Fonctions digestives passables. Pas de diarrhée. Les selles, qui ont été autrefois décolorées, ont une couleur normale. Les urines sont peu abondantes et ont une réaction acide : L'analyse y décèle une forte proportion de pigment biliaire. Pas d'albumine.

Le malade n'a pas eu de nouvelles coliques. Du 24 septembre à la fin d'octobre, pleurésie gauche, diarrhée, augmentation de l'œdème.

Le 5 octobre. Analyse des urines recueillies pendant la digestion. La recherche du sucre montre qu'il y en a une petite quantité, mais très-manifeste.

Le 15. Même analyse, mêmes résultats. A partir de
cette époque, le malade a une telle dysurie, qu'il n'est
plus possible de recueillir une quantité d'urine suffi-
sante pour être filtrée et analysée.

Le malade meurt le 7 novembre.

L'autopsie montre le foie volumineux, congestionné.
Les canaux biliaires sont démesurément dilatés et
obstrués par une masse de calculs intra-hépatiques ;
le foie en paraît farci. La veine porte et les veines
abdominales sont dilatées. (Nota. Nous n'avons rapporté de cette autopsie que ce qui nous a paru inté-
resser notre sujet.)

Il faut enfin mentionner un cas de cirrhose rapporté
par Frerichs (obs. XXXII, p. 323) dans lequel « le liquide de l'ascite évacué par la paracentèse contenait
de la leucine et beaucoup de sucre. »

Nous remarquerons d'abord que dans nos observations il ne s'agit nullement de diabète ; les malades
étaient loin d'avoir de la polyurie, de la polydip-
sie, etc. C'étaient bien des cirrhotiques comme l'autopsie l'a démontré deux fois, et la glycosurie qu'ils
ont présentée est bien celle qui a été qualifiée par
Cl. Bernard, du nom de glycosurie alimentaire.

Elle était en effet passagère, intermittente, réglée
par l'alimentation des malades. Nous avons même
cru reconnaître qu'il y avait un rapport assez cons-
tant entre la proportion du sucre passé dans les
urines et la quantité des matières féculentes ingérées.
Mais il est facile de comprendre que l'intensité de la
glycosurie dépend aussi du degré d'obstruction de la
circulation porte, et à ce sujet, l'observation IV nous

a paru digne d'être rapportée. Dans ce cas, il est probable que les nombreux calculs dont le foie était encombré, constituaient un obstacle suffisant pour ralentir la circulation intra-hépatique et déterminer un commencement de circulation collatérale, et par suite la glycosurie légère qui a été observée.

Pour compléter l'analogie de ces recherches avec celles de Cl. Bernard, nous aurions dû examiner chez nos malades si, après l'ingestion du sucre de canne, c'était du sucre interverti qui passait dans l'urine ; le polarimètre en nous démontrant la présence de cette variété de sucre nous eût fourni un surcroît de preuve. Pour la facilité de l'analyse, il eût fallu à la vérité que le malade prît à jeun et uniquement du sucre de canne. On eût pu recueillir ainsi des urines ne contenant que du sucre interverti. Peut-être aurions-nous trop exigé de la docilité de nos malades ? Quoi qu'il en soit, c'est une lacune à combler et nous ne doutons pas du résultat de cette recherche.

Est-il nécessaire de compléter cette étude par un coup d'œil rétrospectif sur les diverses variétés de glycosurie qui ont été signalées par les auteurs ? S'il s'agissait de prouver que celle dont nous avons parlé a jusqu'à ce jour passé inaperçue, nous pourrions dire que nous avons vainement cherché des faits analogues. Brucke, Nicol. Iwanoff (1), Lehmann (2), ont étudié plusieurs cas différents de glycémie et de glycosurie. Quelquefois celle-ci a été constatée passagèrement dans les maladies traumatiques ou sponta-

(1) N. Iwanoff (Beitrage zu der Frage über die Glycosurie der Schwengeren, Wochnerinnen und Saügenden) Dorpat, 1861.
(2) Lehmann (in Schmidt's Jahrb., t. 87 et 97.

nées des centres nerveux, dans la fièvre intermittente, le choléra, dans les intoxications par le nitrate de potasse (Garrod), par l'oxyde de carbone (Hasse), à la suite de l'usage prolongé de l'iodure de fer et de l'aloès (Righini), dans les empoisonnements par le curare, la strychnine, le chloroforme, etc. Nulle part, à notre connaissance, il n'est fait mention de la variété de glycosurie qui nous occupe. D'ailleurs, on comprend qu'avant les travaux de Cl. Bernard sur la question, le hasard seul pouvait amener un clinicien à chercher et à trouver du sucre dans les urines de malades analogues à ceux dont nous avons rapporté l'histoire. Quant au cas d'Andral, mentionné par Cl. Bernard, dans lequel une pyléphlébite avait oblitéré la veine porte chez un diabétique, il ne rentrerait dans notre sujet que si on admettait la possibilité de la transformation d'une glycosurie simple en glycosurie diabétique. A ce compte, on aurait l'explication de certains diabètes survenus à la suite de lésions des centres nerveux, de la fièvre intermittente, etc. La glycosurie alimentaire jouerait alors un rôle pathogénique important dans les cas de diabète, où l'atrophie du foie a été constatée à l'autopsie (Griesinger (1) — Tcherinow et Munch) (2), et surtout dans un cas de Leudet (3) où il y avait de l'ascite et une cirrhose du foie notée dans l'autopsie (le diabète a été dans ce cas attribué par Leudet à une lésion cérébrale). Mais rien n'est plus hypothétique que ce mode d'évolution du diabète.

(1) Griesinger (Studien uber diabète, Archiv. für physiologische Heilkunde, 1859-60-62.)

(2) Tcherinow (Wirchow's Archiv.), t. 47, 1863.

(3) Leudet (Clinique médicale de l'Hôtel-Dieu de Rouen) 1874.

En résumé, la glycosurie alimentaire constatée chez l'homme confirme un fait physiologique important ; mais il signale aussi au clinicien un nouvel élément de diagnostic dans la cirrhose, la pyléphlébite, etc. Nous ne voulons pas terminer ce travail sans faire connaître comment dans deux cas obscurs, la re-cherche négative de cette glycosurie a eu son utilité. Il s'agit d'abord d'un jeune homme de 28 ans, couché au n° 77 de la salle Saint-Charles, à l'Hôtel-Dieu de Lyon, et entré à l'hôpital pour un ascite. Ce malade avait fait des excès alcooliques, l'affection s'était dé-veloppée progressivement, sans douleurs abdominales et avait débuté par des troubles digestifs ; tout pouvait faire supposer une cirrhose du foie. M. le Dr Colrat rechercha à plusieurs reprises si les urines conte-naient du sucre après l'ingestion de matières féculentes et sucrées ; mais, lors même que le malade en prenait parfois de grandes quantités, l'analyse montra tou-jours dans son urine l'absence du glycose. L'idée de la cirrhose fut rejetée, et l'autopsie révéla en effet une péritonite tuberculeuse qui avait été admise, malgré l'intégrité absolue du poumon.

Dans un autre cas (femme de 29 ans, salle Saint-Roch, n° 14, Hôtel-Dieu de Lyon), les résultats néga-tifs obtenus par la recherche du sucre dans les urines permirent aussi d'éliminer le cirrhose du foie dans le diagnostic douteux d'un ascite, avec dilatation appa-rente des veines de la paroi abdominale. Une ponction permit de reconnaître des tumeurs multiples carcino-mateuses siégeant dans la partie inférieure de l'ab-domen.

Si, comme nous en sommes convaincu, les recherches ultérieures confirment les faits que nous avons exposés, la séméiologie sera redevable à la médecine expérimentale d'un signe nouveau ; et, si modeste qu'il soit, ce n'en est pas moins l'exemple de l'application d'un fait physiologique à la clinique et à la pathologie. « La médecine expérimentale, dit Cl. Bernard, se constituera lentement, ne s'éclairera que successivement en résolvant d'abord les problèmes les plus simples, pour atteindre ensuite les plus compliqués. » Et pour montrer que ce ne sont pas seulement les physiologistes qui pensent que l'avenir de la médecine dépend des progrès de la physiologie, il rappelle ce que disait récemment devant l'Académie des sciences, M. Andral, avec sa grande autorité : « J'ai passé ma vie au lit des malades, et après avoir épuisé tous les moyens d'informations que peuvent fournir les études cliniques, je dois déclarer que je me suis trouvé en face d'inconnues. Ce n'est qu'à l'aide de l'expérimentation physiologique que nous pouvons aller au-delà et pénétrer dans l'organisme, où se trouvent cachés les éléments du problème médical que nous poursuivons. »

A. Parent, imprimeur de la Faculté de Médecine, rue Mr-le-Prince, 31.